BEI GRIN MACHT SICH IHR WISSEN BEZAHLT

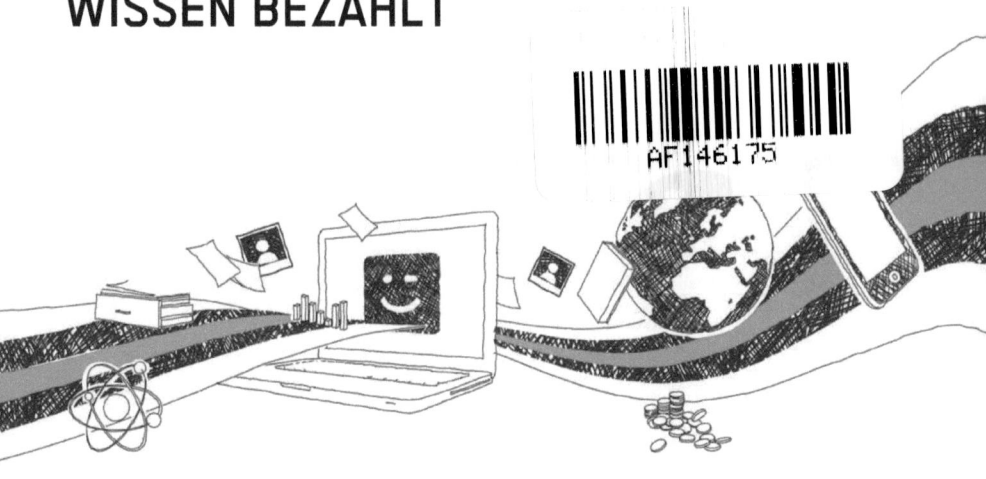

- Wir veröffentlichen Ihre Hausarbeit,
  Bachelor- und Masterarbeit

- Ihr eigenes eBook und Buch -
  weltweit in allen wichtigen Shops

- Verdienen Sie an jedem Verkauf

Jetzt bei www.GRIN.com hochladen
und kostenlos publizieren

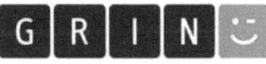

Bibliografische Information der Deutschen Nationalbibliothek:

Die Deutsche Bibliothek verzeichnet diese Publikation in der Deutschen National-
bibliografie; detaillierte bibliografische Daten sind im Internet über http://dnb.d-
nb.de/ abrufbar.

Dieses Werk sowie alle darin enthaltenen einzelnen Beiträge und Abbildungen
sind urheberrechtlich geschützt. Jede Verwertung, die nicht ausdrücklich vom
Urheberrechtsschutz zugelassen ist, bedarf der vorherigen Zustimmung des Verla-
ges. Das gilt insbesondere für Vervielfältigungen, Bearbeitungen, Übersetzungen,
Mikroverfilmungen, Auswertungen durch Datenbanken und für die Einspeicherung
und Verarbeitung in elektronische Systeme. Alle Rechte, auch die des auszugsweisen
Nachdrucks, der fotomechanischen Wiedergabe (einschließlich Mikrokopie) sowie
der Auswertung durch Datenbanken oder ähnliche Einrichtungen, vorbehalten.

Impressum:

Copyright © 2018 GRIN Verlag
Druck und Bindung: Books on Demand GmbH, Norderstedt Germany
ISBN: 9783668762541

Dieses Buch bei GRIN:

https://www.grin.com/document/435106

Nikolaus Herczeg

Umfang des Verkaufs- und Dienstleistungsangebots in Apotheken

GRIN Verlag

GRIN - Your knowledge has value

Der GRIN Verlag publiziert seit 1998 wissenschaftliche Arbeiten von Studenten, Hochschullehrern und anderen Akademikern als eBook und gedrucktes Buch. Die Verlagswebsite www.grin.com ist die ideale Plattform zur Veröffentlichung von Hausarbeiten, Abschlussarbeiten, wissenschaftlichen Aufsätzen, Dissertationen und Fachbüchern.

Besuchen Sie uns im Internet:

http://www.grin.com/

http://www.facebook.com/grincom

http://www.twitter.com/grin_com

Seminar aus Medizinrecht – Aktuelle Probleme des Medizinrechts

SS 2018

Umfang des Verkaufs- und Dienstleistungsangebots in Apotheken

Nikolaus Herczeg

Inhaltsverzeichnis

Abkürzungsverzeichnis

ABO 2005	Apothekenbetriebsordnung 2005
Abs	Absatz
ApBetrO	(deutsche) Apothekenbetriebsordnung
ApG	Apothekengesetz
BvB	Bezirksverwaltungsbehörde
BVerwG	(deutsches) Bundesverwaltungsgericht
BM	Bundesminister
GewO 1994	Gewerbeordnung 1994
ibd	ibidem
idF	in der Fassung
izm	in Zusammenhang mit
LG	(deutsches) Landgericht
LVwG	Landesverwaltungsgericht
ÖApK	Österreichische Apothekerkammer
ÖAZ	Österreichische Apotheker-Zeitung
OGH	Oberste Gerichtshof
s.o.	siehe oben
s.u.	siehe unten
VO	Verordnung
VwGH	Verwaltungsgerichtshof

1 Einleitung[1]

Der Gesundheitsmarkt verändert sich stetig. Es werden laufend neue Technologien und Behandlungsmethoden erforscht. Die Apotheke und der Apotheker als Nahversorger der Bevölkerung mit Arzneimitteln sind ein Eckpfeiler der Gesundheitsversorgung. Die Zahl der öffentlichen Apotheken stieg in den letzten Jahren kontinuierlich an. 2011 waren von den 2244 Institutionen, welche verschreibungspflichtige Medikamente vertreiben dürfen, 1276 Apotheken. Für viele Menschen, vor allem im ländlichen Bereich, ist die Apotheke bzw. der Apotheker die erste Anlaufstelle für Beratung und Hilfestellung bei gesundheitlichen Themen. Über 50% der öffentlichen Apotheken befinden sich im ländlichen Bereich. Zwischen 80 und 90% der Arzneimittel am Markt werden durch öffentliche Apotheken vertrieben. Über 90% der österreichischen Bevölkerung können innerhalb von 10 Minuten eine Apotheke erreichen.[2]

Bis vor kurzem war es die Auffassung des Österreichischen Apothekerverbandes und der Österreichischen Apothekerkammer, gewerbliche Nebentätigkeiten mit Gesundheitsbezug können ohne weiteres in Apotheken erbracht werden, solange die räumlichen Voraussetzungen gegeben sind und für die Nebentätigkeit einschlägige Normen, wie z.B. die GewO 1994, beachtet werden.[3]

Diese Ansicht wird unter Umständen revidiert werden müssen. Bis jetzt fehlte es an höchstgerichtlicher Rechtsprechung zu dieser Thematik. Das änderte sich im Jahr 2017. Am 25.01.2017 erging ein Erkenntnis des VwGH, in dem er die Voraussetzungen für die Erbringung von Nebentätigkeiten in Apotheken erheblich einschränkte und enger auslegte.[4]

Dieses Erkenntnis bildet den Ausgangspunkt für diese Arbeit. Es wird der dem Erkenntnis zugrundeliegende Sachverhalt und die Entscheidungshistorie wiedergegeben werden. Mithilfe der Normen des Apothekengesetzes, der Apothekenbetriebsordnung 2005 und der Berufsordnung für Apotheker wird in dieser Arbeit dargelegt werden, welche räumlichen Voraussetzungen für eine Apotheke vorgeschrieben sind, wie das

---

[1] Die in dieser Arbeit verwendeten personenbezogenen Bezeichnungen gelten für Frauen und Männer gleichermaßen.

[2] *Vogler/Arts/Sandberger*, Impact of pharmacy deregulation and regulation in European countries (2012) VI.

[3] *Prinz*, Apothekenbetriebsordnung 2005 – ABO 2005, https://www.apotheker.or.at/internet/oeak/NewsPresse.nsf/e02b9cd11265691ec1256a7d005209ee/ac0 a716b3c2ed30fc1256fbf00319103!OpenDocument (abgefragt am 24.06.2018).

[4] VwGH 25.01.2017, Ro 2014/10/0085.

Erscheinungsbild gestaltet sein soll, welche Aufgaben der Apotheker zu erfüllen und wie sein berufliches Auftreten zu sein hat. Mithilfe dieser Arbeit soll auch versucht werden, die Aussage der im Gesetz etwas unscharfen Phrasen im Erkenntnis und Gesetz *„der Eindruck einer Apotheke"* (§§ 26, 28 ABO 2005) und *„ordnungsgemäßen Apothekenbetrieb"* (§26 ABO 2005)[5] bzw. *„eines klaglosen Betriebes der Apotheken"* (§ 6 ApG)[6] näher zu definieren und zu erläutern. Meiner Meinung nach haben diese Begriffe sowohl eine räumliche als auch eine persönliche Komponente, wie ich unter den Punkten 3 und 4 näher ausführen werde. Da diese Thematik bis jetzt zu keinen großen Streitigkeiten geführt hat, gibt es wenig Lehrmeinung und Materialien dazu. Viele Ausführungen beziehen sich auf Meinungen und Schriftstücke der ÖApK, welche nur im Internet auf der Homepage der ÖApK[7] verfügbar sind. Die Bemerkungen decken sich zum Großteil mit den Erläuterungen im einschlägigen Kommentar zur ABO 2005.[8]

Auch auf die Rechtslage in Deutschland wird kurz eingegangen, da dort in den letzten Jahren einige Gerichtsentscheidungen zu dieser Problematik ergangen sind. Zu guter Letzt werden die Ergebnisse dieser Arbeit zusammengefasst und Anregungen für mögliche Lösungsansätze präsentiert werden.

---

[5] Apothekenbetriebsordnung 2005 (ABO 2005) BGBl II 2005/65 idF BGBl II 2016/5.
[6] Apothekengesetz RGBl 1907/5 idF BGBl I 2017/127.
[7] www.apotheker.or.at.
[8] *Serban/Heisler*, Apothekengesetz und Apothekenbetriebsordnung 2005: Kommentar[2] (2005).

2   Sachverhalt und Entscheidungshistorie

Im Einkaufszentrum „Center West" wollte eine Apotheke, die „R-Apotheke", eine Betriebsanlage errichten und suchte bei der zuständigen BvB, dem Bürgermeister der Stadt Graz, um Bewilligung der Betriebsräume an. Das verwaltungsrechtliche Vorgehen steht im Einklang mit den Normen des ApG und der ABO 2005 für die Bewilligung der Betriebsanlage einer Apotheke. Gemäß § 6 Abs 2 ApG iVm § 67 Abs 1 ABO 2005 sind die Betriebsanlage bzw. die Betriebsräume behördlich zu genehmigen. § 56 Abs 1 ApG benennt als zuständige Behörde erster Instanz die BvB. Im konkreten Sachverhalt ist dies der Bürgermeister der Stadt Graz. Das Verwaltungsverfahren zur Bewilligung der Apotheken-Betriebsanlage wurde somit eingehalten.[9]

Der Grazer Bürgermeister als BvB erster Instanz bewilligte mittels Bescheid vom 24.10.2013 die Betriebsanlage der R-Apotheke. Es wurden aber einige Beschränkungen erteilt. Für die hier zu behandelnde Problematik ist die Beschränkung der Ausübung von gewerblichen Tätigkeiten von Interesse. In der Apotheke sollte zwischen Offizin (dem Verkaufsraum) und dem Dienstzimmer ein 14,88 m² großer Raum liegen, welcher als Beratungsraum bezeichnet wurde. In diesem Raum sollten einerseits Beratung und Sprechstunden und andererseits die Erbringung von Nebendienstleistungen, auch durch Subunternehmer oder Apothekenfremde, erfolgen. Beratung sollte zu Fragen einer gesunden Lebensführung erfolgen, unter anderem Ernährungsberatung, Raucherberatung, Beratung zur Darmgesundheit. Als Nebentätigkeiten hätten insbesondere Dermokosmetik, Ayurveda-Behandlungen und Massagen erbracht werden sollen. Die BvB sah die Erbringung gewerblicher Tätigkeiten durch Subunternehmer bzw. Apothekenfremde in diesem Beratungsraum laut Punkt 13.) des Bescheids als unzulässig an und der Antrag auf Bewilligung dieses Raumes zur Mischnutzung wurde mit Spruchpunkt II. des Bescheids abgewiesen. Er sollte nur zum Zweck der Beratung in Gesundheitsfragen durch den Apotheker dienen. Eingeholte Auskünfte der ÖApK waren widersprüchlich.[10] Gegen den Bescheid der BvB legte die R-Apotheke beim LVwG Steiermark Beschwerde ein.

---

[9] VwGH 25.01.2017, Ro 2014/10/0085.
[10] LVwG 31.07.2017, 48.19-1441/2014-9.

3

2.1   Erkenntnis des LVwG Steiermark

Das Erkenntnis legt ausführlich die Begründung des der Beschwerde zugrundeliegenden Bescheids dar. Die BvB sah in der Nutzung des in der Apotheke mittig gelegenen Beratungsraumes für gewerbliche Nebentätigkeiten eine nicht bewilligungsfähige Mischnutzung und wies den diesbezüglichen Antrag ab (s.o.). Die Behörde führte § 1 Abs 4 und 5 ABO 2005 an. Laut dem Erkenntnis hat die zuständige BvB die Verordnung auch als Apothekenordnung bezeichnet. In Abs 4 findet sich eine demonstrative („insbesondere") Aufzählung von Dienstleistungen, zu deren Erbringung der Apotheker berechtigt ist. Abs 5 normiert die Berechtigung des Apothekers, apothekenübliche Waren abzugeben (zu den Aufgaben des Apothekers s.u.). Im Erkenntnis wird iZm § 1 ABO 2005 festgehalten, anderweitig gewerblich genutzte Räume müssen von der Apotheke durch Wände und Türen abgetrennt sein. Diese Vorgabe findet sich in der ABO 2005 in § 27 Abs 8 ABO 2005. Diese Ausführung ist meines Erachtens ein Indiz dafür, dass sich die zuständige Behörde nicht ausreichend mit der Materie und den einschlägigen Rechtsnormen befasst hat. Richtigerweise wird ausgeführt, dass in nicht abgetrennten Räumen die Erbringung apothekenfremder Tätigkeiten unzulässig ist. Diese Erläuterung deckt sich mit der Auffassung der ÖApK und den §§ 25 ff ABO 2005 (zu der räumlichen Gestaltung s.u.). Im Fall der R-Apotheke liegt der Raum für Nebentätigkeiten mittig der Betriebsanlage hinter der Offizin. Die Dusche und das Dienstzimmer können von dem Raum aus betreten werden. Der Raum sei nicht benachbart zu den Betriebsräumen und aus diesem Grund wird die Mischnutzung eines solchen Raumes gemäß dem Bescheid der BvB als unzulässig angesehen. Räume für Nebentätigkeiten des Apothekers sind unter Umständen zulässig, müssten aber als apothekenfremde Räume gekennzeichnet sein.

In der Beschwerde wurde auf § 27 Abs 8 ABO 2005 und auf die Ansicht der ÖApK verwiesen. Der Beratungsraum sei kein Betriebsraum und weise keine Zweckbindung auf. Der Raum sei durch Wände und Türen von den Betriebsräumen der Apotheke getrennt. Die Mischnutzung erfolge nur zu den Öffnungszeiten der Apotheke, was eine gleichzeitige Nutzung mit dem Dienstzimmer unmöglich mache. Entgegen der Ansicht der BvB sei die Dusche vom Beratungsraum nicht einsehbar. Aus diesen Gründen wurde vom Beschwerdeführer beantragt, die Unzulässigkeit der Mischnutzung aufzuheben. Der in Punkt 13.) angeführte Betriebsraum könnte aus der Betriebsanlage ausgeschieden werden.

Mit Entscheidung vom 27.02.2014 gab das LVwG Steiermark der Beschwerde statt. Punkt 13.) des Bescheids der BvB Graz wurde behoben. Eine Auflage die Dusche betreffend wurde vorgeschrieben. Dies hat aber auf die gegenständliche Problemstellung keinen Einfluss.[11]

Die den Bescheid erlassende Behörde erhob in Folge Revision beim VwGH (zu dessen Erkenntnis s.u.). Das Erkenntnis des LVwG Steiermark wurde mit 25.01.2017 aufgehoben.

2.2 Erkenntnis des VwGH

Im Erkenntnis des VwGH wird anfangs ausgeführt, das LVwG Steiermark gab mit Erkenntnis vom 27.02.2014 der Bescheid-Beschwerde Folge und behob Punkt 13. und Spruchpunkt II. Als Begründung nannte das LVwG die Abgetrenntheit des Beratungsraumes und die Wahrung der Mindestfläche der Apotheke nach § 27 Abs 2 ABO 2005 (s.u.). Es wird nochmals darauf hingewiesen, dass in dem Beratungsraum Tätigkeiten mit einem Gesundheitsbezug ausgeführt werden sollten. Der Gesamteindruck einer Apotheke bleibe durch den Beratungsraum gewahrt, auch wenn Apothekenfremde diesen nutzen sollten. Somit sollte der Beratungsraum auch nach dem ApG genehmigt werden. Die Frage, ob die Tätigkeiten mit Gesundheitsbezug nach anderen gesetzlichen Vorschriften zulässig sind, wurde nicht erörtert. Diese Thematik werde ich in Punkt 5.1 kurz behandeln.

Die Revision wurde vom VwGH zugelassen, weil es zu dieser Thematik noch keine Rechtssprechung gebe. Der VwGH führt in seinen Erwägungen zunächst § 6 ApG an, in welchem im ersten Satz von der „Rücksicht auf die Bedeutung eines klaglosen Betriebes der Apotheken" (§ 6 ApG) die Rede ist. Der VwGH richtet seinen Blick dann auf die ABO 2005, in welcher die rechtlichen Vorgaben für die Einrichtung und den Betrieb einer Apotheke zu finden sind. Die einzelnen Bestimmungen werden unter den Punkten 3, 4 und 5 näher erläutert.

In dem Beratungsraum würden nicht mit der Apotheke zu vereinbarende gewerbliche Nutzungen vorgenommen werden. Einige Dienstleistungen, unter anderem ärztliche Beratungen, Dermokosmetik, Ayurveda-Behandlungen oder Massagen, würden von apothekenfremden Personen vorgenommen werden. Der Beratungsraum wäre nicht öffentlich zugänglich. Da der Beratungsraum neben der Offizin und in einiger Entfernung

---

[11] LVwG 31.07.2017, 48.19-1441/2014-9.

5

gegenüber des Apothekeneingangs läge, entstehe ein Eindruck, welcher nicht einer Apotheke gleichzuhalten sei. Der VwGH nimmt in seinen Ausführungen Bezug auf die demonstrative Aufzählung der Dienstleistungen in § 1 Abs 4 ABO 2005 (diese Bestimmung wird unter Punkt 4 erläutert) und meint, die Norm ziele auf *„Beratung und Information in Gesundheits- und Ernährungsfragen [...] ab. Ein bloß auf irgendeine Weise gegebener „Gesundheitsbezug" [...] ist somit nicht ausreichend [...]."* (VwGH 25.01.2017, Ro 2014/10/0085). Tätigkeiten der Dermokosmetik, Ayurveda-Behandlungen und Massagen gehören laut dem Erkenntnis nicht zum Betrieb einer öffentlichen Apotheke. Eine Betriebsanlagengenehmigung nach ApG und ABO 2005 komme für so einen Raum nicht in Betracht.

Der VwGH befasst sich mit der Nutzung des Beratungsraumes für Beratungen und Sprechstunden. Er nimmt Bezug auf die §§ 26 und 28 ABO 2005 und erwähnt iZm der Gestaltung der Offizin den „Eindruck einer Apotheke" und den „ordnungsgemäßen Apothekenbetrieb". Ob ein Beratungsraum für Gespräche als zulässig zu bewilligen sei, müsse laut VwGH nach dem Einfluss auf den Apothekenbetrieb und den Eindruck der Apotheke beurteilt werden. Die Beeinträchtigung des Eindrucks der Apotheke durch den Zustrom an Kunden, welche die zulässigen Dienstleistungen im Beratungsraum in Anspruch nehmen, müsse von der für die Bewilligung zuständigen Behörde geprüft werden.[12]

In diesen Ausführungen zeigen sich meiner Meinung nach einige Unschärfen. Es tauchen sowohl in dem Erkenntnis als auch im Gesetz die bereits erwähnten Phrasen wie zum Beispiel „Eindruck einer Apotheke" auf. Sie werden im Erkenntnis vom VwGH immer wieder angeführt, jedoch nie wirklich definiert. Die Unklarheit über die korrekte Einrichtung einer Apotheke ist meiner Meinung nach genauso groß wie vor dem Erkenntnis.

Es ist einigermaßen hilfreich, dass der VwGH die in einer Apotheke zulässigen Dienstleistungen mit Gesundheitsbezug von Dienstleistungen mit „irgendeinem Gesundheitsbezug" abgrenzt. Er nimmt jedoch keine nähere Definition vor und schafft, da im Gesetz nur eine demonstrative Aufzählung zu finden ist, keine Klarheit. Für den VwGH sind anscheinend alle Dienstleistungen mit Beratungs- bzw. Gesprächscharakter zulässig, wohingegen physische Tätigkeiten, bei welchen eine Anwendung der Praktik am Menschen stattfindet, nicht mit dem Eindruck einer Apotheke zu vereinbaren sind. Mei-

---

[12] VwGH 25.01.2017, Ro 2014/10/0085.

6

ner Meinung nach entspricht dies nicht der realen Apotheken- und Gesundheitsland-
schaft, wie ich unter Punkt 5 darlegen werde.

Das Erkenntnis des LVwG Steiermark wurde vom VwGH wegen Rechtswidrigkeit des
Inhalts aufgehoben. Das LVwG führte laut seinem Erkenntnis vom 31.07.2017 weitere
Ermittlungen durch. In der betreffenden Apotheke gab es anscheinend auch eine Poststelle. Der Weg der Postkunden sei laut dem Antragsteller genau gleich wie der Zugang
zum Beratungsraum. Durchschnittlich fünf Personen pro Monat würden Dienstleistungen im Beratungsraum in Anspruch nehmen. Informationen und Werbung für die ange-
botenen Tätigkeiten würden sich auf der Homepage der Apotheke finden. Laut den Ausführungen des LVwG sei der betreffende Beratungsraum 14,86 m² groß, liege gegenüber dem Eingang der Apotheke und sei durch Wände und Türen von den übrigen Apo-
theken-Räumlichkeiten abgetrennt. Der Zugang erfolge über die Offizin. Ein Raum für
Neben- bzw. Beratungstätigkeiten sei entsprechend der ABO 2005 nicht zwingend vorgeschrieben und im konkreten Fall gehe der Raum über das Mindestflächenausmaß der
Apotheke hinaus. Entsprechend der Rechtsansicht des VwGH gehören die beantragten
Dienstleistungen Dermokosmetik, Ayurveda-Behandlungen und Massagen nicht zum
Betrieb einer Apotheke und sind deshalb nicht bewilligungsfähig nach dem ApG und
der ABO 2005. Demgegenüber sei der Apotheker zu Beratungen, Kundengesprächen
und Sprechstunden berechtigt. Diese Dienstleistungen dürfen für Gesundheits- und Ernährungsfragen und sonstigen Fragen einer gesunden Lebensführung erbracht werden.
Als Beispiele aus dem Erkenntnis sind Mineralstoffberatung, Raucherberatung und Beratung zur Darmgesundheit zu nennen. Diese Leistungen dürfen durch den Apotheker
und dessen Arbeitnehmer erbracht werden und beeinträchtigen nicht den Apothekenbetrieb. Zusätzlich wurde der Kundenstrom beschränkt, damit der Eindruck einer Apotheke gewahrt bleibe.[13]

Diese Entscheidung stößt in der Branche auf einige Verwunderung. Nach Meinung der
ÖApK wurde der Kundenstrom für diese Tätigkeiten mit einer Person pro Tag begrenzt.
Bisher wurde eine Mischnutzung nach ABO 2005 nicht zwingend vorgeschriebener
Räume als zulässig gesehen. Es müsste nur eine klare Trennung vom Apothekenbetrieb
erfolgen und der Eindruck einer Apotheke gewahrt bleiben. Laut VwGH müsse die Zulässigkeit eines Beratungsraumes für Kundengespräche und Beratungen danach beurteilt
werden, ob der Betrieb und Eindruck der Apotheke gewahrt bleiben. Ein durch Türen

---

[13] LVwG 31.07.2017, 48.19-1441/2014-9.

und Wände abgetrennter Raum würde nach Meinung der ÖApK den Vorgaben der ABO 2005 auf jeden Fall entsprechen.[14] Insofern erscheint auch die Zugangsbeschränkung auf eine Person pro Tag sehr verwunderlich und etwas willkürlich. Sie ist nicht ganz nachvollziehbar, vor allem da laut dem Antragsteller, der Apotheke, nur fünf Personen im Monat den Beratungsraum aufsuchen würden. Zwar haben der VwGH und das LVwG die nicht genehmigungsfähigen Dienstleistungen wie Massagen durch Apothekenfremde von den unter Umständen zulässigen Beratungen durch den Apotheker abgegrenzt und ein mehr oder weniger konkretes Abgrenzungskriterium angeführt. Laut VwGH reicht irgendein Gesundheitsbezug nicht aus. Die meiner Meinung nach notwendigen Ausführungen zu dem „Eindruck einer Apotheke" und dem „ordnungsgemäßen Betrieb" wurden jedoch unterlassen. Auf den nachfolgenden Seiten wird versucht, diese Begriffe zu erörtern.

---

[14] *Prinz*, Apothekenbetriebsordnung 2005 – ABO 2005,
https://www.apotheker.or.at/internet/oeak/NewsPresse.nsf/e02b9cd11265691ec1256a7d005209ee/ac0a716b3c2ed30fc1256fbf00319103!OpenDocument (abgefragt am 24.06.2018).

3 Erscheinungbild einer Apotheke

Jede Apotheke ist anders gestaltet. Aufgrund von räumlichen Einschränkungen, vor allem im städtischen Raum, unterscheidet sich die räumliche Aufteilung und Einrichtung von Apotheke zu Apotheke. Für den „Eindruck einer Apotheke" spielt das korrekte räumliche Erscheinungsbild eine wesentliche Rolle. Im folgenden Abschnitt werden zunächst die räumlichen Voraussetzungen, welche eine Apotheke zu erfüllen hat und welche durch Verordnung, die ABO 2005, einigermaßen klar und abschließend festgelegt sind, erläutert. Daran anschließend wird der Begriff des „Apotheken-A" erläutert und welche Bedeutung es für das Erscheinungsbild haben kann.

3.1 Räumliche Gestaltung

In § 6 ApG findet sich der unbestimmte Begriff „klagloser Betrieb". Die Räume einer Apotheke, wo vor allem die primäre Dienstleistung der Arzneimittelabgabe erbracht wird, müssen geeignet sein, einen klaglosen Betreib der Apotheke im Hinblick auf die öffentliche Sanitätspflege zu ermöglichen (§ 6 Abs 1 ApG). Welche Räume in einer Apotheke vorhanden und wie diese beschaffen sein müssen, wird durch die §§ 25 ff ABO 2005 normiert.

§ 25 Abs 1 ABO 2005 spricht von der deutlichen äußerlichen Erkennbarkeit der (öffentlichen) Apotheke. Wie genau diese erreicht wird, lässt die Bestimmung offen. In Abs 2 werden einige Einrichtungen vorgeschrieben, welche sich besonders auf den Bereitschaftsdienst beziehen. Inwieweit das Apotheken-A der deutlichen Erkennbarkeit dient, wird unter Punkt 3.2. ausgeführt. Für die Erfassung des richtigen Erscheinungsbildes wird die Verkehrsauffassung herangezogen. Es soll auf die Erwartungen der Bevölkerung an das Auftreten einer Apotheke abgestellt werden. Dieses Erwarten sei hauptsächlich durch die Tradition bestimmt.[15]

§ 26 Abs 1 ABO 2005 nennt als eine Voraussetzung der Beschaffenheit der Betriebsräume die Gewährleistung des ordnungsgemäßen Betriebes. Dieser Begriff wird durch eine deklarative Aufzählung (arg. „insbesondere") im zweiten Halbsatz etwas näher konkretisiert. Die Räume müssen für die Beratung über und die Herstellung und Abgabe von Arzneimitteln geeignet sein. Abs 1 erwähnt noch andere dem Apothekenbetrieb zugehörige Tätigkeiten. Welche dies sind, wird offengelassen. In Abs 2 taucht der Be-

---

[15] *Serban/Heisler*, Apothekengesetz und Apothekenbetriebsordnung 2005² 363 f.

9

griff „Eindruck der Apotheke" auf. Die Gestaltung der Offizin muss diesen Eindruck wahren. Abs 3 erwähnt technische Geräte zum Informationsaustausch.

Die Betriebsräume, welche in einer Apotheke zwingend vorhanden sein müssen, werden in § 27 ABO 2005 abschließend aufgezählt. Es sind dies die Offizin, der Lagerraum, das Laboratorium, das Dienstzimmer, eine Toilette mit Waschgelegenheit und eine Dusche. Die Mindestfläche wird in Abs 2 mit 120 m² festgesetzt. Offizin und Lagerraum müssen zusammen mindestens 60 m², das Laboratorium 15 m² und das Dienstzimmer 10 m² groß sein. Die Betriebsräume müssen ohne Benützung betriebsfremder Räume zugänglich sein. Abs 5 spricht von der Zweckbestimmung der einzelnen Betriebsräume. Diese Zweckbestimmung wird in den §§ 28 ff für jeden Raum konkretisiert. Abs 8 normiert die räumliche Abtrennung von anderweitig gewerblich genutzten Räumen und Verkehrsflächen durch Wände und Türen.

Grundsätzlich steht es dem Apotheker frei, die Betriebsräume nach seinen Vorstellungen einzurichten. Es sind jedoch die bereits erwähnte Zweckbestimmung und die Wahrung des „Eindrucks der Apotheke" zu beachten. Die in § 27 ABO 2005 angeführten Räume stellen nur das Minimum dar. Es können mehr Betriebsräume, wie z.B. ein Büro, geschaffen werden. Natürlich müssen die Mindestflächen beachtet werden.[16]

Zu dem Kriterium der räumlichen Trennung der Betriebsräume von Nicht-Betriebsräumen gibt es nun verschiedene Meinungen. Unbestritten ist, dass Nebentätigkeiten in den Betriebsräumen aufgrund der Zweckwidmung unzulässig sind. Es dürfen nur die in den Normen angeführten Tätigkeiten erbracht werden. Zum Beispiel darf der Lagerraum gemäß § 29 Abs 1 ABO 2005 nur zur Lagerung von Arzneimitteln und sonstigen Apothekenwaren genutzt werden. Die ÖApK und der Österreichische Apothekerverband vertreten grundsätzlich die Meinung, dass apothekenfremde Tätigkeiten in einem abgetrennten Raum unter gewissen Voraussetzungen, z.B. Wahrung des Standesansehens und Beachtung gewerberechtlicher Bestimmungen, erbracht werden dürfen. Demgegenüber steht nun das oben beschriebene Erkenntnis des VwGH vom 25.01.2017.[17]

Der Aufgabenbereich und die Voraussetzungen der Gestaltung der Offizin sind Gegenstand des § 28 ABO 2005. Abs 1 spricht unter anderem von Dienstleistungen. Welche

---

[16] *Serban/Heisler*, Apothekengesetz und Apothekenbetriebsordnung 2005² 369 f.

[17] *Prinz*, Apothekenbetriebsordnung 2005 – ABO 2005,
https://www.apotheker.or.at/internet/oeak/NewsPresse.nsf/e02b9cd11265691ec1256a7d005209ee/ac0a716b3c2ed30fc1256fbf00319103!OpenDocument (abgefragt am 24.06.2018).

gemeint sind, wird nicht konkretisiert. Es könnten jene sein, welche unter die demonstrative Aufzählung des § 1 Abs 4 ABO 2005 fallen. Die Offizin ist der Bereich, wo die Abgabe von Arzneimitteln und das Gespräch mit den Kunden stattfindet. Arzneimittel dürfen grundsätzlich nur in der Offizin abgegeben werden (§ 11 ABO 2005). Das Beratungsgespräch muss gemäß § 28 Abs 2 ABO 2005 vertraulich bleiben. Diese Bestimmung steht in engem Zusammenhang mit der Verschwiegenheitspflicht für Apotheker nach § 19 ABO 2005. Das Gesetz erwähnt keine konkreten Maßnahmen zur Sicherstellung der Vertraulichkeit. Nach Ansicht der ÖApK wäre die beste Maßnahme ein eigener Beratungsraum. Ein durch einen Sichtschutz abgeschirmter Bereich, eine sogenannte „Beratungsecke", oder Schilder mit dem Hinweis „Abstand halten" oder Linien am Boden reichen auch aus. Hier ist auf die Umstände des Einzelfalls abzustellen. In Abs 4 wird ausdrücklich die Zulässigkeit einer Postagentur in der Offizin geregelt, sofern der Betrieb nicht gestört wird und der Eindruck erhalten bleibt. Diese Bestimmung trägt der Funktion der Apotheken als Nahversorger Rechnung.[18]

Wie in der Einleitung erwähnt wurde, stellt die Apotheke für den Großteil der Bevölkerung den ersten Ansprechpartner für Gesundheitsthemen dar. Der Gesetzgeber sah anscheinend die Rolle der Apotheken als Nahversorger als so wichtig an, dass er die Zulässigkeit einer Poststelle im Verkaufsraum ausdrücklich festhielt. Es ist diese Bestimmung, welche zu Skepsis gegenüber dem Erkenntnis des VwGH führt. Anscheinend stören Dienstleistungen, welche zumindest irgendeinen Gesundheitsbezug haben und in einem abgetrennten Raum erbracht werden, den Eindruck der Apotheke mehr als die Tätigkeit als Postpartner, welche eigentlich keinen Teil der Gesundheitsversorgung darstellt.

3.2   Das Apotheken-A

Für die in § 25 ABO 2005 bestimmte äußerliche Erkennbarkeit der Apotheke ist das Anbringen des Standeszeichens der Apotheker, das stilisierte A, hilfreich.

Das Apotheken-A setzt sich aus einer Schlange und einer Schale auf einer Säule zusammen. Die Verwendung der Schlange als Symbol für den Gesundheitsbereich lässt sich auf die Antike zurückzuführen. Die Schlange war Begleiter des Gotts Asklepios, dem Gott der Heilung. Die Suche nach einem geeigneten Logo begann im 18. Jhdt. und mündete im Mai 1950 nach einem Wettbewerb des Österreichischen Apothekervereins

---

[18] ibd.

– der heutige Österreichische Apothekerverband – in die Schaffung des heute gebräuchlichen Logos. In der Öffentlichkeit tauchte es 1951 erstmals auf. In vielen (europäischen) Ländern ist ein grünes Kreuz das gebräuchliche Kennzeichen für eine Apotheke. Aufgrund des Bekanntheitsgrades des Apotheken-A in Österreich wurde der Gebrauch des grünen Kreuzes als nicht notwendig erachtet. Nur in touristisch frequentierten Bereichen wie Flughäfen sei das grüne Kreuz als Erkennungszeichen sinnvoll. Natürlich steht es jedem Apotheker frei, das grüne Kreuz zusätzlich zu verwenden.[19]

2008 wurde in einer Presseaussendung der ÖApK festgehalten, das Apotheken-A genieße einen höheren Bekanntheitsgrad als das Logo von McDonald's. 2008 wurde vom Gallup-Institut eine Umfrage durchgeführt. 92% von 1000 befragten Personen kannten das Erkennungszeichen der Apotheken. In einer Umfrage des Instituts für Markenbewertung assoziierten 70 % der Befragten das Apotheken-A mit einer Apotheke. 75% der befragten Apotheker befürchten einen Umsatz-Einbruch, würde das Logo nicht verwendet. 2008 wurde der Markenwert des Logos auf 57 Mio. € geschätzt. Das Apotheken-A habe eine Vertrauensfunktion.[20]

Das Apotheken-A ist weder gesetzlich normiert noch ist die Verwendung für Apotheken zwingend vorgeschrieben. Dennoch ist es meiner Meinung nach eine wichtige Komponente für den „Eindruck der Apotheke". Wenn an einem Gebäude dieses Logo angebracht ist, kann der Kunde davon ausgehen, dass der Betrieb den rechtlichen Vorgaben für Apotheken entspricht und die persönliche Fachkompetenz des Apothekers vorhanden ist.

---

[19] *Nowotny*, Der Sieg der Schlange, ÖAZ 2001/12.

[20] *Österreichischer Apothekerverband*, Apotheken-A bekannter als Mc Donald's Logo, https://www.apotheker.at/Internet/OEAK/NewsPresse.nsf/lookupDocuments/F6DE22C412460A27C1 2574FA0037BD5D?OpenDocument (abgefragt am 24.06.2018).

4   Die personelle Komponente - Der Apotheker

Welche Rolle die Person des Apothekers für den Eindruck der Apotheke spielt, soll hier nun erörtert werden.

Die einschlägigen Normen, welche die Ausbildung, den Aufgabenbereich und die Pflichten des Apothekers regeln, finden sich im ApG, der ABO 2005 und der Berufsordnung.

Die Berufsordnung wurde aufgrund der Ermächtigung nach § 25 Apothekerkammergesetz von der Delegiertenversammlung der Apothekerkammer erlassen und enthält Regelungen über die Ausübung des Apothekerberufs, insbesondere Berufspflichten (§ 25 Apothekerkammergesetz).[21]

Im ApG finden sich unter anderem die Bestimmungen, welche die Erlangung der Konzession für den Betrieb einer öffentlichen Apotheke regeln. Eine Voraussetzung dafür ist die persönliche Eignung (§ 3 ApG). Die anderen Voraussetzungen für die Erteilung der Konzession werden in dieser Arbeit nicht behandelt. In § 3 Abs 1 findet sich eine (abschließende) Aufzählung der persönlichen Voraussetzungen eines Konzessionswerbers. Einige der Voraussetzungen, wie zum Beispiel der Staatsbürgerschaftsnachweis (Z 1) oder die volle Geschäftsfähigkeit (Z 4) sind relativ klar formuliert.

Eine Voraussetzung, welche der Interpretation bedarf, ist die Verlässlichkeit (Z 5). Es handelt sich um einen unbestimmten Gesetzesbegriff. Die Verlässlichkeit bezieht sich auf den Betrieb der Apotheke. Es besteht ein öffentliches Interesse am ordnungsgemäßen Betrieb der Apotheke, um die zentrale Aufgabe der Arzneimittelversorgung der Bevölkerung sicherzustellen. Der prüfenden Behörde ist ein aktueller Strafregisterauszug vorzulegen. 1949 entschied der VwGH, dass trotz der Tilgung einer strafgerichtlichen Verurteilung die Behörde Schlüsse aus den Gründen für die Verurteilung auf die Verlässlichkeit ziehen kann.[22] Die Beurteilung des unbestimmten Gesetzesbegriffs „Verlässlichkeit" ist keine Ermessensentscheidung. Nach § 19 Abs 2 besteht eine Verpflichtung der zuständigen Behörde, bei mangelnder Verlässlichkeit die Konzession zu entziehen. Die zuständige Behörde hat die Verlässlichkeit in dem die Hauptsache betreffenden Verfahren festzustellen. Es findet keine gesonderte bescheidmäßige Feststellung der Verlässlichkeit statt.[23, 24]

---

[21] Apothekerkammergesetz 2001 BGBl I 2001/111 idF BGBl I 2018/37.

[22] VwGH 1398/48 VwSlg 949 A/1949.

[23] VwGH 14.06.1993, 92/10/0448.

Apotheker benötigen zur Ausübung des Berufs eine allgemeine Berufsberechtigung (§ 3 b ApG). Es muss zunächst das Staatliche Apothekerdiplom erworben werden. Dafür muss in einem Universitätsstudium der Grad eines Magisters der Pharmazie oder ein anerkannter ausländischer Studienabschluss erreicht werden. Nach dem Abschluss des Studiums muss eine einjährige Ausbildung in einer Apotheke absolviert und eine Prüfung vor der Apothekerkammer abgelegt werden (§ 3a ApG). Details zu der einjährigen Ausbildung, dem sogenannten „Aspirantenjahr", regelt die Pharmazeutische Fachkräfteverordnung des BM für soziale Verwaltung vom 31.01.1940. Eine weitere Voraussetzung ist die Zuverlässigkeit des Kandidaten. Im Gesetz wird der Begriff der Zuverlässigkeit negativ definiert. In § 3b Abs 2 findet sich eine demonstrative Aufzählung von Gründen, welche die Zuverlässigkeit ausschließen. Wer aufgrund strafrechtlicher Verurteilungen für den Apothekerberuf ungeeignet erscheint, oder wer auf Grund disziplinarrechtlicher, verwaltungsrechtlicher, verwaltungsstrafrechtlicher oder justizstrafrechtlicher Maßnahmen den Apothekerberuf nicht ausüben darf, ist nicht zuverlässig. Die Leitung einer Apotheke hat durch den Konzessionsinhaber persönlich zu erfolgen. Es ist zulässig, dass die Apotheke von einem Pächter oder geeignetem Leiter geführt wird. Der Pächter oder ein verantwortlicher Leiter muss die Voraussetzungen für die Berufsberechtigung erfüllen (§ 4 ApG). Der verantwortliche Leiter bedarf der Genehmigung durch die ÖApK. Es gilt das Subsidiaritätsprinzip. Nur wenn der Konzessionsinhaber oder der Pächter verhindert sind, darf ein verantwortlicher Leiter von der ÖApK genehmigt werden (§ 17a ApG).

Schon an den Bestimmungen des ApG ist ersichtlich, dass die persönlichen Voraussetzungen des Pharmazeuten detailliert geregelt sind. Das ist ein wichtiger Beitrag zur Schaffung eines professionellen Berufsbildes, welchem von der Bevölkerung Vertrauen entgegengebracht wird, und schlussendlich zum „Eindruck einer Apotheke". Aufgrund der Verordnungsermächtigung im ApG erließ der zuständige BM die ABO 2005, welche die Pflichten des Apothekers bei Ausübung seines Berufs regelt und konkretisiert.

Bereits in § 1 ABO 2005 finden sich demonstrative Aufzählungen der Aufgaben der öffentlichen Apotheke bzw. des Apothekers. Die grundsätzliche Aufgabe ist die ordnungsgemäße Arzneimittelversorgung der Bevölkerung. Zu diesem Zweck dürfen vom Apotheker zum Beispiel Arzneimittel abgegeben und angefertigt werden (§ 1 Abs 2

---

[24] *Serban/Heisler*, Apothekengesetz und Apothekenbetriebsordnung 2005² 74 f.

ABO 2005). Auch gewisse (Neben-) Dienstleistungen dürfen nach § 1 Abs 4 ABO 2005 vom Apotheker erbracht werden. Hier ist vor allem die Beratung in Gesundheits- und Ernährungsfragen (Z 1) zu nennen. Diese dürfte laut dem Erkenntnis des VwGH (s. Punkt 2.2) in einem Beratungsraum zulässig erbracht werden. Allgemein betreffen die angeführten Dienstleistungen Beratungs- und Vorsorgemaßnahmen im Hinblick auf eine gesunde Lebensführung. Abs 5 normiert die Berechtigung des Apothekers, apothekenübliche Waren abzugeben. Die Tätigkeiten des Abs 4 dürfen soweit erbracht werden, als nicht in den Vorbehaltsbereich gesetzlich geregelter Gesundheitsberufe eingegriffen wird. In § 4 ABO 2005 wird der Warenvorrat einer Apotheke geregelt. In Abs 3 wird Bezug auf § 1 Abs 5 ABO 2005 genommen und der Umfang des Sortiments mit Hinblick auf den ordnungsgemäßen Betrieb der Apotheke begrenzt.

Der festgehaltene Aufgabenumfang des Apothekers orientiert sich am historischen und gesetzlichen. Durch die demonstrative Aufzählung sollen auch Weiterentwicklungen des Produktangebots und der Tätigkeiten beachtet werden. Die aufgezählten Aufgaben werden in den folgenden Bestimmungen konkretisiert. Information und Beratung durch den Apotheker werden in § 10 ABO 2005 geregelt. Die Beurteilung der in § 1 Abs 4 ABO 2005 aufgezählten Dienstleistungen unterliegt einem steten Wandel, vor allem der Kundenerwartungen. Bei der Beurteilung einer apothekenüblichen Ware nach Abs 5 sollen die besondere Fachkunde des Apothekers, die Zweckbestimmung und Verbrauchererwartungen eine Rolle spielen. Einige Beispiele wären Verbandmittel, Hygiene- und Körperpflege-Artikel, oder Nahrungsergänzungsmittel. Bloß dekorativ kosmetische Mittel sollen keine apothekenübliche Ware darstellen. Die Beschränkung des Angebots der apothekenüblichen Waren liegt im gesundheitspolitischen Interesse. Das Erscheinungsbild der Apotheke soll nicht in Richtung eines „Drugstores" verändert werden. Die Präsentation der Ware soll einer Apotheke angemessen erfolgen.[25] Wann die Grenze erreicht ist, wird offengelassen.

Mittlerweile gehören Kosmetika, z.B. Haut-Cremen gegen Alterung, zum Sortiment einer Apotheke. Als Beispiel soll die öffentliche Apotheke in Lenzing, OÖ dienen, auf deren Website verschiedene Kosmetik-Marken angeführt werden.[26]

In Deutschland lag die Apotheke Ende 2017 beim Verkauf von Kosmetika hinter Drogerien und Parfümerien. In einer Umfrage gab ein Drittel der befragten Kunden an,

---

[25] *Serban/Heisler*, Apothekengesetz und Apothekenbetriebsordnung 2005² 333 ff.
[26] http://www.apotheke-lenzing.at/unsere-kosmetiklinien.html (abgefragt am 24.06.2018).

Kosmetika in einer Apotheke zu kaufen. Hauptsächlich Gesichts- und Sonnencremen und Körperpflegeprodukte werden von den Kunden einer Apotheke gekauft. Die persönliche Beratung und die Fachkenntnis des Apothekers spielen bei der Kaufentscheidung eine wichtige Rolle.[27]

Der Apotheker unterliegt einer Beratungs- und Informationspflicht sowohl gegenüber Fachleuten wie Ärzten, als auch gegenüber den Anwendern. Die Beratung muss aufgrund der Arzneimittelsicherheit, wenn die Abgabe des Arzneimittels eine Beratung erforderlich macht, oder auf Verlangen erfolgen (§ 10 Abs 1 ABO 2005).

Die Beratungs- und Informationspflicht bestand auch schon vor einer konkreten gesetzlichen Regelung durch die ABO 2005. Die Beratungs- und Informationspflicht war als vertragliche Schutz- und Sorgfaltspflicht zu verstehen. Grundsätzlich soll durch diese Pflicht die Arzneimittelsicherheit gewährleistet werden. Auch wenn ein Kunde eine Beratung ausdrücklich oder schlüssig ablehnt, hat der Apotheker notwendige Informationen in Bezug auf die Arzneimittelsicherheit zu erbringen. Ein Verweis auf die Gebrauchsinfomation des Arzneimittels ist ausreichend. Die Information hat mit Bezug auf die konkrete Situation des einzelnen Kunden angemessen zu erfolgen.[28]

Die Berufsordnung enthält in § 4 eine Informations- und Beratungspflicht. Die Regelung ist inhaltlich ident mit § 10 ABO 2005. Lediglich die Regelung des § 10 Abs 3 ABO 2005 ist nicht in den § 4 Berufsordnung übernommen worden (§ 4 Abs 1 und 2 Berufsordnung).[29]

Wie viele Gesundheitsberufe unterliegen auch Apotheker einer Verschwiegenheitspflicht. Alle in der Apotheke tätigen Personen unterliegen der Verschwiegenheitspflicht. Alle betriebs- und personenbezogenen Daten sind von der Pflicht umfasst. Die Pflicht besteht während und auch nach Beendigung der Tätigkeit. Die Verschwiegenheitspflicht kann aufgrund von gesetzlichen Bestimmungen entfallen (§ 19 ABO 2005).

§ 5 der Berufsordnung konkretisiert die Verschwiegenheitspflicht für den Apotheker. Von der Pflicht werden alle dem Apotheker während Ausübungseines Berufs anvertrauten oder bekannt gewordenen Geheimnisse umfasst (§ 5 Abs 1 Berufsordnung). Der

---

[27] *Müller*, Kosmetik in Apotheken läuft nicht wie geschmiert,
https://www.deutsche-apotheker-zeitung.de/news/artikel/2017/11/10/kosmetik-in-apotheken-gute-qualitaet-und-beratung-dennoch-nicht-gekauft/chapter:2 (abgefragt am 24.06.2018).

[28] *Serban/Heisler*, Apothekengesetz und Apothekenbetriebsordnung 2005² 350 f.

[29] Berufsordnung gemäß § 25 Apothekerkammergesetz 2001.
.

Apothekenleiter hat die in der Apotheke tätigen und nicht der Berufsordnung unterliegenden Personen zur Verschwiegenheitspflicht zu verpflichten (§ 5 Abs 2 Berufsordnung).

§ 7 Berufsordnung sieht die Zusammenarbeit des Apothekers mit anderen Gesundheitsberufen zum Zweck der Förderung der Gesundheit der Bevölkerung vor.

§ 10 Berufsordnung enthält Regelungen zu Nebentätigkeiten. Es wird auf das Standesrecht und auf das standesgemäße Verhalten des Apothekers Bezug genommen. Tätigkeiten, welche mit dem Beruf oder dem Ansehen der Apothekerschaft unvereinbar sind, sind vom Apotheker zu unterlassen (§ 10 Abs 1 Berufsordnung). Die Ausübung von Nebentätigkeiten darf die persönliche Wahrnehmung der Leitung des Betriebs nicht beeinträchtigen (§ 10 Abs 2 Berufsordnung). Diese Regelung betrifft nur den Apotheker. Auf die Erbringung von Nebentätigkeiten durch Apothekenfremde wird kein Bezug genommen.

Ein Beispiel für eine unvereinbare Tätigkeit nach § 10 Abs 1 Berufsordnung wäre Das Angebot „Handauflegen und Anhebung des Energiefeldes". Durch das Erfordernis der persönlichen Leitung der Apotheke durch den Konzessionsinhaber wird das Vertrauen des Kunden in den Betrieb gefördert. So soll eine optimale Arzneimittelversorgung sichergestellt werden.

§ 14 Berufsordnung enthält werberechtliche Bestimmungen für Spezialgebiete und Nebengeschäfte. Der Hinweis auf ein Spezialgebiet ist zulässig, wenn eine spezielle persönliche Sachkunde in der Apotheke vorhanden ist und wenn das Spezialgebiet in einer Liste der ÖApK angeführt ist (§ 14 Abs 1 Berufsordnung). Nebengeschäfte dürfen beworben werden, wenn sie einer entsprechenden Liste der ÖApK entstammen (§ 14 Abs 2 Berufsordnung). Verstöße werden disziplinarrechtlich geahndet (§23 Berufsordnung). Am 31.03.2009 wurde eine (vorläufige) Liste von der Apothekerkammer für Spezialgebiete herausgegeben. In dieser Liste finden sich unter anderem Bachblüten, Homöopathie und traditionell chinesische Medizin. Es obliegt dem einzelnen Apotheker die Verantwortung zur Sicherstellung der Voraussetzungen.[30]

Bislang wurde keine Liste für Nebengeschäfte herausgegeben. Meiner Meinung nach ist dies im Hinblick auf die jüngsten Entwicklungen nachzuholen, um eine bessere Orientierung zu schaffen, welche Tätigkeiten in einer Apotheke und vom Apotheker erbracht

---

[30] *ÖApK*, Kammer-Info F 11/09, 31. März 2009.

werden dürfen. Die Berufsordnung gilt nur für den Apotheker. Ob und welche Dienstleistungen durch Apothekenfremde erbracht werden dürfen, wird durch diese Regelungen nicht beantwortet.

5   Nebendienstleistungen (mit Gesundheitsbezug)

5.1   Definitionen der unzulässigen Nebentätigkeiten

Hier sollen die im Erkenntnis des VwGH erwähnten unzulässigen Nebentätigkeiten Dermokosmetik, Ayurveda und Massage zum besseren Verständnis und der Vollständigkeit halber kurz definiert werden.

Dermokosmetik stellt einen Überbegriff in der Pharmazie- und Kosmetikbranche dar. Es gibt keine einheitliche Definition und der Begriff ist nicht geschützt. Grundsätzlich werden Stoffe und Mittel, welche der Hautpflege oder der Bekämpfung von Hautproblemen dienen, als Dermokosmetika bezeichnet. Die Mittel haben unter anderem eine pflegende, reinigende oder schützende Wirkung. Die Methoden zur Herstellung und die Wirksamkeit der Stoffe können wissenschaftlich nachgewiesen werden. Die Palette der Produkte reicht von Sonnencremen bis zu Mitteln gegen Akne oder Neurodermitis.[31]

Ayurveda ist ein Überbegriff für eine Heilwissenschaft aus dem indischen Raum. „Ayur" bedeutet langes Leben und „Veda" das Wissen. Es wird der gesamte Körper, die Zusammenarbeit von Organen und Geist, in den Fokus gerückt. Der Körper besteht aus fünf Schichten, welche alle in Einklang zu bringen sind. Ayurveda hat sowohl in die Diagnostik als auch Therapeutik Eingang gefunden.[32] Ayurveda wird auch in der Ausbildungsmappe für die pharmazeutisch-kaufmännischen Assistenten behandelt.[33] Es besteht also ein gewisser Zusammenhang mit dieser Methode und einer Apotheke.

Eine Massage bzw. Massagetherapie wirkt ganz allgemein durch mechanische Bewegung auf den Körper. Es werden unter anderem die Haut und Muskeln beeinflusst. Die Wirkung einer Massage findet auf biochemischer, mechanischer und neuraler Ebene statt. Schmerzlinderung und Förderung der Durchblutung und des Stoffwechsels sind einige zentrale Ziele der Massage.[34]

5.2   Rechtliche Voraussetzungen

Grundsätzlich unterliegt die Ausübung des Apothekerberufs und die Erbringung apothekenüblicher Tätigkeiten nicht der GewO 1994 (§ 2 Abs 1 Z 10 GewO 1994) und für

---

[31] *Bruhn*, Mehr als Hautpflege, Das PTA Magazin 2017/05.

[32] *Pschyrembel* in *de Gruyter* (Hrsg),
Wörterbuch Naturheilkunde und alternative Heilverfahren (1996) 26 f.

[33] *Daxner/Brtnik* (Hrsg), Handbuch für pharmazeutisch-kaufmännische AssistentInnen PKA³ (2016).

[34] *Mörler*, Wirkkomponenten der Massagetherapie, in *Hüter-Becker/Dölken* (Hrsg),
Physikalische Therapie, Massage, Elektrotherapie und Lymphdrainage (2011) 34.

den Betrieb einer Apotheke ist keine Gewerbeberechtigung erforderlich. Gewisse Nebentätigkeiten, welche der Apotheker zulässig erbringen darf, unterliegen dagegen den gewerberechtlichen Bestimmungen. Die Abgrenzung stellt die Apothekenüblichkeit dar. Apothekenübliche Dienstleistungen unterliegen nicht der GewO 1994. Die primäre Aufgabe der Apotheke, die Herstellung und Abgabe von Arzneimitteln, ist auf jeden Fall apothekenüblich. Es sind die Bestimmungen der ABO 2005, insbesondere § 1 Abs 4 ABO 2005, heranzuziehen. Vor allem die Beratung zu Gesundheitsfragen und die Teilnahme und Durchführung von Gesundheitsmaßnahmen ist apothekenüblich. Für die Beurteilung, ob eine Ware oder Dienstleistung apothekenüblich ist, sind das Ausmaß des Gesundheitsbezuges, die Fachkunde des Apothekers und die Verbrauchererwartung heranzuziehen. Für Tätigkeiten außerhalb des apothekenüblichen Tätigkeitsbereichs sind gewisse Bedingungen zu erfüllen. Bei freien Gewerben ist auf jeden Fall eine Gewerbeberechtigung erforderlich. Bei reglementierten Gewerben muss ein Befähigungsnachweis nachgewiesen und unter Umständen ein gewerberechtlicher Geschäftsführer bestellt werden. Die konkret benötigte Befähigung richtet sich nach der konkreten Tätigkeit. Sie kann in einem Universitätsstudium oder dem Besuch eines Lehrgangs bestehen und wird meist per Verordnung festgelegt. Bei einem Einzelunternehmen muss der Konzessionsinhaber die Befähigung nachweisen. Ansonsten ist ein gewerberechtlicher Geschäftsführer zu bestellen. Bei Gesellschaften ist jedenfalls ein Geschäftsführer zu bestellen. Möchte ein als Einzelunternehmer tätiger Apotheker Fußpflege anbieten und besitzt sein pharmazeutisch-kaufmännischer Assistent die erforderliche Befähigung, kann der Angestellte zum gewerberechtlichen Geschäftsführer bestellt werden. Bei der Fußpflege handelt es sich um ein reglementiertes Gewerbe. Sollen in einer Kommanditgesellschaft Massagen durchgeführt werden, muss ein befähigter Komplementär zum gewerberechtlichen Geschäftsführer bestellt werden. Das Gewerbe ist bei der zuständigen Behörde anzumelden. Die gewerblichen Tätigkeiten dürfen nicht in den Betriebsräumen der Apotheke erbracht werden.[35]

Für den Verkauf von beispielsweise Kosmetika oder Parfums ist eine Gewerbeberechtigung für das Handelsgewerbe erforderlich. Auch für Tätigkeiten, welche grundsätzlich apothekenüblich sind, deren Umfang aber die Apothekenüblichkeit übersteigt, ist eine Gewerbeberechtigung erforderlich. Es ist zum Beispiel die Gewerbeberechtigung für

---

[35] *Gutlederer-Leskovar/Michor/Winkler*, Apotheken & Nebentätigkeiten Teil 1 Nebentätigkeiten und Gewerberecht, ÖAZ 2017/20.

den Handel mit Medizinprodukten erforderlich, wenn der Verkauf das apothekenübliche Ausmaß übersteigt.[36]

5.3 Veränderung des Angebots

Eine große Streitfrage derzeit ist die Durchführung von Impfungen in Apotheken. Die Ärztekammer lehnt diese Forderung ab. Für eine Impfung sei ein hygienisches Umfeld und eine Untersuchung des Impf-Kandidaten erforderlich. Demgegenüber sieht die ÖApK einen Vorteil für die Menschen, da die Durchimpfungsrate der Bevölkerung erhöht werden könnte. Die Impfberatung ist in der Praxis ein fester Bestandteil des Angebots in Apotheken.[37]

Dies kann mit Hinweis auf die § 10 ABO 2005 und § 7 Berufsordnung als zulässig erachtet werden. Falls Impfungen in Apotheken zugelassen werden, sollten zuerst die gesetzlichen Bestimmungen, unter anderem die Zweckbestimmung und Beschaffenheit der Betriebsräume nach der ABO 2005, überarbeitet werden, um die Hygiene gewährleisten zu können.

Das Blutdruckmessen, dessen Durchführung in Apotheken ebenfalls umstritten war, ist heute fester Bestandteil des Leistungsangebots in Apotheken.

In einem Verfahren vor dem OGH wurden von der steirischen Ärztekammer primär Wettbewerbsverstöße und Verstöße gegen den ärztlichen Vorbehaltsbereich durch einen Konzessionsinhaber einer Apotheke vorgebracht. In der Apotheke wurde die Messung von Blutdruck und Blutzucker angeboten. Zusätzlich fand auch eine Beratung und Information zum Messergebnis statt. Die Messung des Blutzuckers setzte einen Stich in die Fingerkuppe voraus. Die Ärztekammer sah dies als Eingriff in den ärztlichen Vorbehaltsbereich. Das Höchstgericht berief sich auf ein Gutachten des Obersten Sanitätsrates, in dem kein Einwand gegen die Aufstellung von Blutdruckmessgeräten erhoben wurde. Blutdruckmessen mit einem automatischen Messgerät sei vergleichbar mit der Bedienung eines Fieberthermometers und stelle keinen Eingriff in den Arztvorbehalt dar. Der Stich in den Finger zur Messung des Blutzuckers soll nach der Intention des Herstellers des Stech-Geräts durch den Kunden selbst erfolgen. Der Apotheker substituiert bei Unterstützung bloß die Tätigkeit des Kunden und nimmt keinen den Ärzten vor-

---

[36] *Gutlederer-Leskovar/Michor/Winkler*, Apotheken & Nebentätigkeiten Teil 2 Häufige Nebentätigkeiten, ÖAZ 2017/21.

[37] *ÖApK*, Ärztekammer: No-Go Impfen in der Apotheke, ÖAZ 2017/13 (35).

behaltenen Eingriff vor.[38] Die Messung eines Körperwerts mithilfe eines vollautomatischen Geräts, zu dessen Bedienung kein medizinisches Fachwissen erforderlich ist, fällt nach Auffassung des OGH nicht unter den Arztvorbehalt.[39]

Bereits in einem früheren Verfahren kam der OGH zu diesem Schluss. Kläger war wieder die steirische Ärztekammer, welche Unterlassung der Tätigkeit des „Venen-Screenings" begehrte. Die Tätigkeit wurde von einer Pharmazeutin in einer Apotheke durchgeführt. Bei dem „Screening" werden Elektroden am Körper des Kunden angebracht. Der OGH kam zu der Auffassung, dass diese Messung, wie die Bedienung eines Fieberthermometers, kein medizinisches Fachwissen voraussetze und nicht unter den Ärztevorbehalt falle.[40]

Diese Urteile und Rechtsmeinungen lösen zwar nicht die Problematik der Zulässigkeit von Nebendienstleistungen, sie zeigen aber, welchen Stellenwert die Apotheken mittlerweile für die Gesundheitsversorgung eingenommen haben und dass die Beurteilung des Angebots einem stetigen Wandel unterworfen ist.

---

[38] OGH 4 Ob 256/02d RdM 2015/69 (*Kind/Retter*).
[39] RIS-Justiz RS0116703.
[40] OGH 4 Ob 170/02g RdM 2015/69 (*Kind/Retter*).

6   Rechtslage in Deutschland

In Deutschland gab es in den letzten Jahren einige Urteile, welche sich mit dem Verkaufsangebot in Apotheken befassten.

Auch in Deutschland wird der Betrieb einer Apotheke durch eine Apothekenbetriebsordnung geregelt. Betriebsräume müssen für einen „ordnungsgemäßen Apothekenbetrieb" geeignet sein. Wie in Österreich müssen Betriebsräume von anderweitig genutzten Räumen abgetrennt sein und es gibt eine ausdrückliche Zweckwidmung der einzelnen Betriebsräume (§ 4 ApBetrO). Die pharmazeutischen Tätigkeiten in § 1 ApBetrO decken sich weitgehend mit den in der ABO 2005 angeführten. Unterschiedlich geregelt sind die apothekenüblichen Waren und Dienstleistungen. Während in Österreich keine Aufzählung der apothekenüblichen Waren stattfindet, werden diese in der ApBetrO abschließend aufgezählt (§ 1a Abs 10 ApBetrO). Dennoch sind die Begriffe sehr allgemein gehalten und es gibt noch Auslegungsspielraum, wie z.B. für die Begriffe „Mittel zur Körperpflege" oder „Laborbedarf". Apothekenübliche Dienstleistungen werden demonstrativ aufgezählt. Die Aufzählung ist kürzer als in der ABO 2005, aber auch in der ApBetrO steht die Beratung und Information in Gesundheitsfragen im Vordergrund (§ 1a Abs 11 ApBetrO).[41]

2012 entschied das LG Frankfurt, Brotdosen und Trinkflaschen fördern die menschliche Gesundheit weder mittelbar noch unmittelbar und sind keine apothekenüblichen Waren nach § 25 ApBetrO aF. 2012 galt noch § 25 ApBetrO aF, welcher mittlerweile gestrichen wurde. In der Bestimmung wurden apothekenübliche Waren abschließend aufgezählt. Diese Aufzählung findet sich nunmehr ohne inhaltliche Unterschiede in § 1a Abs 10 ApBetrO.[42]

Das BVerwG Leipzig wies 2013 die Revision eines selbstständigen Apothekers ab. Der Apotheker bot in seiner Apotheke Magnetschmuck an. Die zuständige Behörde untersagte den Verkauf mit der Begründung, Magnetschmuck sei keine apothekenübliche Ware iSd § 25 ApBetrO aF. Das BVerwG führte aus, es müsse für die Zulässigkeit einer apothekenüblichen Ware ein unmittelbarer Gesundheitsbezug gegeben sein. Die gesundheitliche Zweckbestimmung müsse objektiv feststellbar sein und durch wissenschaftliche Erkenntnisse belegt sein. Die Gesundheit muss durch die Ware tatsächlich positiv beeinflusst werden. Diese Kriterien treffen auf Magnetschmuck nicht zu. Der

---

[41] (deutsche) Apothekenbetriebsordnung (ApBetrO) (deutsches) BGBl I 1968/939 idF BGBl I 2017/2745.
[42] LG Frankfurt 10.04.2012, 3-06 O 55/11.

Eindruck einer Apotheke soll erhalten bleiben. Der Gesundheitsbezug ist anhand der Verkehrsauffassung zu beurteilen. Es ist zu prüfen, ob ein durchschnittlicher Kunde der Ware eine gesundheitsfördernde Wirkung beimisst.[43]

Die Urteile der deutschen Gerichte bringen meiner Meinung nach mehr Klarheit über die behandelte Problematik als das Urteil des VwGH. Vom BVerwG werden konkrete Kriterien zur Ermittlung eines unmittelbaren Gesundheitsbezuges genannt. Es wird die Verkehrsauffassung eines durchschnittlichen Kunden im Urteil als Beurteilungsmerkmal angeführt. Die Frage nach dem Eindruck einer Apotheke wird auch offengelassen.

---

[43] BVerwG 19.09.2013, 3 C 15.12.

7 Zusammenfassung

Der Eindruck einer Apotheke ist nach einer Vielzahl verschiedener Faktoren zu beurteilen. Eine wichtige Rolle spielt die konkrete Vorgabe der Beschaffenheit der Betriebsräume in der ABO 2005. Auch wenn es nicht gesetzlich geregelt ist, spielt auch das Zeichen des Apotheker-Standes, das Apotheken-A, eine wichtige Rolle. Es besteht bei Kunden eine positive Assoziation des Zeichens mit der Kompetenz des Apothekers. Der Apotheker unterliegt vor allem disziplinarrechtlichen Regelungen, welche die Fachkunde sicherstellen und das Vertrauen des Konsumenten in das Berufsbild rechtfertigen. Die Voraussetzungen für die Ausübung des Apotheker-Berufs sind im ApG, der ABO 2005 und der Berufsordnung normiert.

In Österreich sind der Betrieb einer Apotheke und die Pflichten des Apothekers derzeit durch verschiedene Regelungen ausreichend normiert. Die tatsächliche Ausgestaltung einer Apotheke und das Angebot sind zu vielfältig, um abschließende Regelungen treffen zu können. Das Angebot unterliegt aufgrund von Kundenerwartungen, neuen wissenschaftlichen Erkenntnissen und Änderungen der Rechtslage einem stetigen Wandel.

Um die Problematik der Zulässigkeit besser lösen zu können, sollte die ÖApK gemäß § 14 Berufsordnung eine Liste der Nebengeschäfte herausgeben. Die Berufsordnung enthält für die Apotheker verpflichtende disziplinarrechtliche Richtlinien der Berufsausübung und Verstöße werden disziplinarrechtlich sanktioniert. Dennoch könnten durch die Herausgabe einer Liste durch die ÖApK Anhaltspunkte für die Beurteilung einer Nebentätigkeit geschaffen werden, auch wenn diese nur für die Apotheker verbindlich ist und eine werberechtliche Regelung ist.

Was die höchstgerichtliche Rechtsprechung betrifft, sind die Urteile in Deutschland besser begründet und führen Beurteilungskriterien besser aus als in Österreich. Das Urteil des VwGH ist schwer nachvollziehbar und behandelt die zentralen Fragen nach dem Gesundheitsbezug und Eindruck nicht ausreichend.

Solange die räumlichen Vorgaben der ABO 2005 erfüllt sind und der Apotheker seine (disziplinar- und standesrechtlichen) Pflichten beachtet, sollte die Erbringung von gewissen Nebentätigkeiten kein Problem darstellen. Gegen das Angebot von Dermokosmetik, Ayurveda und Massagen in einem abgetrennten Raum ist nichts einzuwenden.

Rechtsquellenverzeichnis

Gesetze

Apothekengesetz RGBl 1907/5 idF BGBl I 2017/127.

Apothekerkammergesetz 2001 BGBl I 2001/111 idF BGBl I 2018/37.

Gewerbeordnung 1994 (GewO 1994) BGBl 1994/194 idF BGBl I 2018/32.

Verordnungen

Apothekenbetriebsordnung 2005 (ABO 2005) BGBl II 2005/65 idF BGBl II 2016/5.

Sonstige

Berufsordnung gemäß § 25 Apothekerkammergesetz 2001.

Deutsche Rechtsnormen

Apothekenbetriebsordnung (ApBetrO) BGBl I 1968/939 idF BGBl I 2017/2745.

Literaturverzeichnis

Berufsordnung,
https://www.apotheker.or.at/Internet/OEAK/NewsPresse_1_0_0a.nsf/agentEmergency!
OpenAgent&p=6713AEAD32AF7878C125751500329226&fsn=fsStartHomeFachinfo
&iif=0 (abgefragt am 24.06.2018).

Bruhn, Mehr als Hautpflege, Das PTA Magazin 2017/05.

Daxner/Brtnik (Hrsg), Handbuch für pharmazeutisch-kaufmännische AssistentInnen
PKA³ (2016).

Gutlederer-Leskovar/Michor/Winkler, Apotheken & Nebentätigkeiten Teil 1 Nebentätigkeiten und Gewerberecht, ÖAZ 2017/20.

Gutlederer-Leskovar/Michor/Winkler, Apotheken & Nebentätigkeiten Teil 2 Häufige
Nebentätigkeiten, ÖAZ 2017/21.

Mörler, Wirkkomponenten der Massagetherapie, in *Hüter-Becker/Dölken* (Hrsg),
Physikalische Therapie, Massage, Elektrotherapie und Lymphdrainage (2011) 34.

Müller, Kosmetik in Apotheken läuft nicht wie geschmiert,
https://www.deutsche-apotheker-zeitung.de/news/artikel/2017/11/10/kosmetik-in-apotheken-gute-qualitaet-und-beratung-dennoch-nicht-gekauft/chapter:2 (abgefragt am
24.06.2018).

Nowotny, Der Sieg der Schlange, ÖAZ 2001/12.

Österreichischer Apothekerverband, Apotheken-A bekannter als Mc Donald's Logo, https://www.apotheker.at/Internet/OEAK/NewsPresse.nsf/lookupDocuments/F6DE22C 412460A27C12574FA0037BD5D?OpenDocument (abgefragt am 24.06.2018).

ÖApK, Ärztekammer: No-Go Impfen in der Apotheke, ÖAZ 2017/13.

ÖApK, Kammer-Info F 11/09, 31. März 2009.

Prinz, Apothekenbetriebsordnung 2005 – ABO 2005, https://www.apotheker.or.at/internet/oeak/NewsPresse.nsf/e02b9cd11265691ec1256a7d 005209ee/ac0a716b3c2ed30fc1256fbf00319103!OpenDocument (abgefragt am 24.06.2018).

Pschyrembel in *de Gruyter* (Hrsg), Wörterbuch Naturheilkunde und alternative Heilverfahren (1996) 26 f.

Serban/Heisler, Apothekengesetz und Apothekenbetriebsordnung 2005: Kommentar[2] (2005).
(*Serban/Heisler*, Apothekengesetz und Apothekenbetriebsordnung 2005[2].)

Vogler/Arts/Sandberger, Impact of pharmacy deregulation and regulation in European countries (2012).

Judikaturverzeichnis

Österreich

OGH 4 Ob 170/02g RdM 2015/69 (*Kind/Retter*).

OGH 4 Ob 256/02d RdM 2015/69 (*Kind/Retter*).

LVwG 31.07.2017, 48.19-1441/2014-9.

VwGH 1398/48 VwSlg 949 A/1949.

VwGH 14.06.1993, 92/10/0448.

VwGH 25.01.2017, Ro 2014/10/0085.

Deutschland

LG Frankfurt 10.04.2012, 3-06 O 55/11.

BVerwG 19.09.2013, 3 C 15.12.

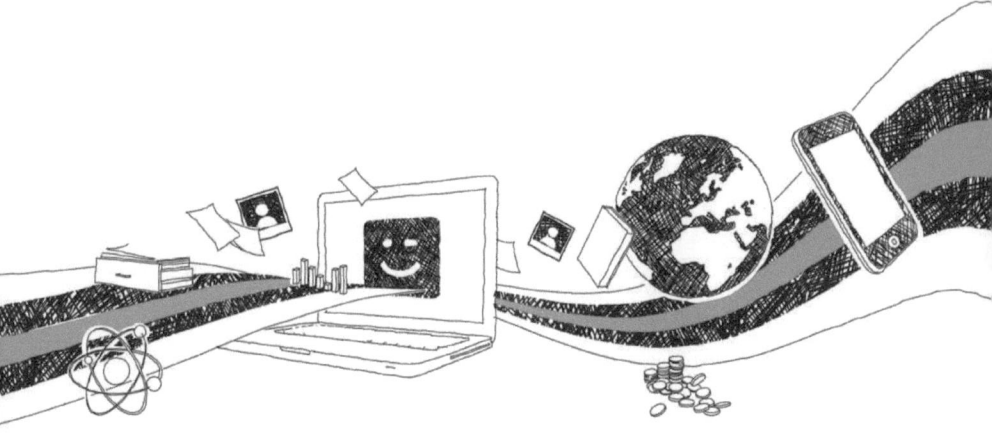
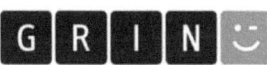